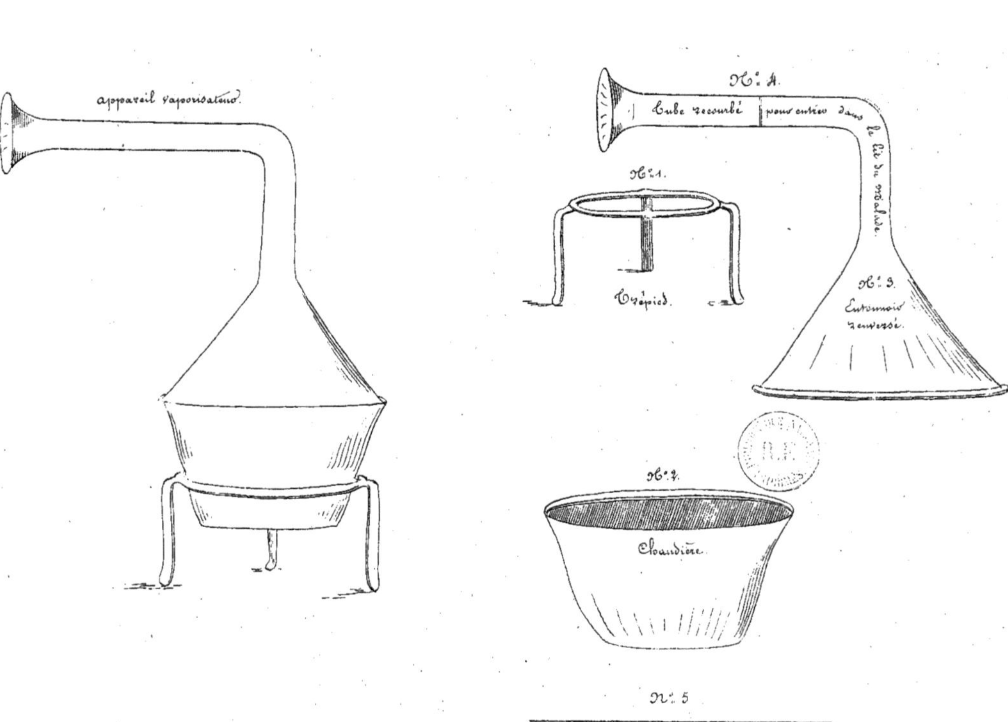
appareil vaporisateur
N°. 4.
tube recourbé pour entrer dans le lit du malade
N°. 1.
Trépied.
N°. 3.
Entonnoir renversé
N°. 2.
Chaudière.
N°. 5
allonge

ESSAI

SUR LE

CHOLÉRA ASIATIQUE,

Par M. Pommier,

DOCTEUR EN MÉDECINE DE LA FACULTÉ DE MONTPELLIER,

Ancien Inspecteur des Eaux Minérales, et Membre du Jury médical du département des Basses-Pyrénées; Associé correspondant des Sociétés de Médecine pratique et médicale de Montpellier; de la Société royale de Médecine, et académique des Sciences de Paris; Sciences, Belles-Lettres, et Arts de Bordeaux, Provins, Toulouse, etc.

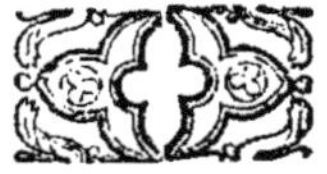

FONTAINEBLEAU,

Chez M.lle PETIT, Libraire, Rue de France,

ET

Chez l'Auteur, Quartier des Suisses.

1832.

FONTAINEBLEAU,

DE L'IMPRIMERIE DE A. HURÉ,

RUE BASSE, N.° 5.

ESSAI

SUR LE

CHOLÉRA - MORBUS.

L E Choléra-Morbus, connu d'Hippocrate, si bien décrit par Arétée de Cappadoce, qui, au cinquième siècle en a donné une symptòmatologie exacte et complète, ce Choléra des temps anciens, était rarement épidémique. Tel est au moins le témoignage des médecins qui ont écrit avant nous sur ce grand fléau, telle est l'opinion de la plus grande partie de ceux qui l'ont traité dans nos climats. Toutefois Sydenham a constaté son effet épidémique au commencement d'août 1669 et 1676; Déhaen l'observa de même dans le mois d'avril 1747; mais alors, dit ce médecin, il régnait des varioles et des rougeoles de mauvaise nature; d'où l'on peut inférer que ces maladies peuvent en être la cause occasionnelle. Mais ici, tout devient une conviction; car dans le Choléra asiatique, qui depuis 1817 a porté ses ravages dans l'Inde et plus tard dans le nord de l'Europe; il existe un principe occulte vénéneux, si je puis m'exprimer ainsi, un miasme enfin qui lui a donné naissance, et dont notre organisation est plus ou moins apte à recevoir la fâcheuse influence.

DU CHOLERA ASIATIQUE.

Pour fortifier ce que je viens d'avancer, concernant les propriétés occultes du miasme cholérique, car il ne peut exister d'effets sans causes, nous dirons que le Choléra asiatique se communique par absorbtion des voies de la respiration et de la nutrition;

que dans le premier cas, son action spontannée irritera le système pulmonaire, augmentera la circulation du système vasculaire sanguin, portera le trouble vers le cœur, en activant ses mouvemens ou en les concentrant. Dans le second cas, s'étendant sur les voies digestives, il brusquera les fonctions de l'estomac et des intestins, prédisposera leurs membranes à l'inflammation, portera par sympathie sur le cerveau, exaltera chez les uns et au plus haut degré, la sensibilité nerveuse, chez d'autre l'innervation de cette sensibilité, produira enfin sur tout l'organisme cette action rétrograde de la vie.

On a divisé le choléra en quatre principales sections.

1.º En Choléra Sporadique, qui a ses causes particulières. Ainsi un individu peut en être attaqué, seul ou plusieurs isolément, par l'action des causes qui lui ont donné naissance.

2.º En Choléra Catastique, toutes les fois que cette maladie se manifestera sous l'influence d'une constitution déterminée de l'atmosphère dépendante surtout de la constitution exagérée des saisons.

3.º En Choléra Endémique, qui appartient à certaines localités, à une population et à des temps donnés.

4.º En Choléra Symptômatique, dépendant de maladies aigües, liées à la constitution atmosphérique qui les produit.

Cette division, nous la devons au rapport lumineux de l'Académie royale de médecine; rapport auquel nous aurons toujours recours pour la plus grande instruction des médecins.

SYMPTÔMATOLOGIE.

Dans l'ensemble des symptômes qui se lient au choléra, tant pour son invasion, son développement,

que pour sa terminaison, les médecins n'ont pas toujours
été d'accord; en effet, comment pourraient-ils l'être
si dans ce qu'ils sont appelés à juger et à résoudre,
les malades qu'ils traitent, sont d'un tempéramment
différent ? Il en sera donc de la symptômatologie,
de cette maladie , relativement aux individus qui
en sont frappés, comme de ses effets sur chacun
de nous et par conséquent de son traitement.

D'après ces données, l'autopsie mieux méditée
pourra désormais s'enrichir de nouveaux faits , en
nous présentant ces nuances si nécessaires à la
solution d'un problème qui tient depuis si long-temps
notre jugement suspendu. Ainsi et répétons-le, les
caractères nécroscopiques , ne pourront être les
mêmes , ne pourront avoir de ressemblance parfaite
dans l'homme doué, par exemple, d'un tempéramment
éminemment sanguin, dans celui qui aura un tempéramment ou lymphatique , ou bilieux, ou nerveux,
sans y comprendre encore toutes les modifications
qui les constituent. Concluons donc que, la plupart
des médecins qui ont ennobli leur art en courant
au devant du danger, qui pendant plusieurs mois
ont traité le Choléra de l'Inde , sont au moins
d'accord avec eux-mêmes dans ce qu'ils ont vû
comme dans ce qu'ils ont décrit. Seulement j'exigerais
de leur savoir, plus d'uniformité dans leurs travaux,
en rapprochant les faits anatomiques, en les mettant
pour ainsi dire en regard, en analogie, avec l'âge,
le tempéramment des malades qu'ils ont soignés,
de ceux surtout que la mort a enlevés aux secours
de l'art, et dont l'autopsie doit désormais nous
éclairer.

En nous occupant de la symptômatologie du
Choléra Asiatique , nous ne pouvons que relater
et généraliser tout ce qui en a été dit jusqu'à ce
jour, ne perdant pas de vue les diverses modifications
que j'ai signalées.

RÉSUMÉ DES SYMPTÔMES GÉNÉRAUX,

Puisés dans le Rapport de l'Académie royale de Médecine.

Douleurs épigastriques ; vomissemens répétés et selles fréquentes ; les matières rendues d'abord , composées de substances nouvellement ingerées , se montrent bientôt fluides, blanchâtres et floconneuses ; crampes violentes aux extrémités supérieures et inférieures ; réfroidissement du corps ; suppression d'urine ; la peau des extrémités des pieds surtout pâle et humide ; froide et ridée ; décomposition de la face ; visage hippocratique ; affaiblissement et disparition du pouls.

C'est là la période d'invasion de la maladie , période observée par plusieurs praticiens, Annesley, Colledge, etc, contestée par Scost et par quelques auteurs.

CARACTÈRES NECROSCOPIQUES.

Sans avoir la prétention de vouloir m'élever à la hauteur du savant rapport de l'Académie de médecine, si vrai dans son examen éclairé, si large dans ses recherches, relativement aux descriptions générales qu'elle a recues des divers médecins sur le Choléra, quoique pénétré du plus profond respect pour ses nobles travaux et tout en y revenant sans cesse , comme point d'appui de la meilleure instruction , néanmoins je ne puis m'empêcher de partager son étonnement , concernant l'histoire des caractères nécroscopiques du Choléra, si peu en rapport avec la symtômatologie décrite par ses auteurs, symptômatologie cependant, toujours constante, toujours uniforme en Asie, comme en Perse et en Syrie, en Russie comme en Pologne , en Angleterre comme en France. Toute-fois la grande difficulté se trouve ici, renfermée dans ses limites encore inconnues ; cependant à la faveur de rapprochemens plus heureux , désormais mieux conçus , mieux dirigés; tout espoir n'est pas perdu, de nouveaux succès attendent ce que nous n'avons pû faire encore. Mais ces espérances, que l'humanité réclame à grands cris, ne pourront se réaliser qu'autant qu'il y aura concordance dans les recherches anatomiques, identité avec le caractère, l'âge et l'idiosyncrasie de l'homme qui sera soumis à l'investigation des médecins. Ainsi cesseront ces anomalies, ces doutes, ces controverses toujours si nuisibles aux progrès d'une science si élevée.

NATURE DE LA MALADIE.

On n'a pû découvrir encore, malgré toutes les recherches anatomiques qui ont été publiées jusqu'ici, le siège véritable de cette maladie. Mais l'agent épidémique qui, de l'état de santé le plus parfait, affecte si subitement nos organes, qui énerve notre sensibilité, en détruit l'équilibre, qui arrête la circulation, nous désélectrise, annihile l'irritabilité, paralyse son action, qui agit sur le fluide nerveux en rompant ses rapports, nous décalorise, concentre vers le cœur et les gros vaisseaux, l'estomac et les intestins, toute la masse du sang, les prédispose aux congestions, aux épanchemens, par fois à l'inflammation, cet agent invisible, inconnu, ce poison subtil, si je puis m'exprimer ainsi; pourquoi le taire? Ne le trouvons nous pas dans ce miasme contagieux, primitif, répandu dans l'air, soit quil vienne des météores chargés de gaz délétères, qu'il soit le produit des tremblemens de terre, d'effluves, ou qu'il ait pris naissance dans certains climats, par l'encombrement des hommes, par l'insalubrité des villes, la misère et la malpropreté des habitans, qu'il soit enfin le produit d'une certaine fermentation de la terre après de longs orages ou de violentes tempêtes ou qu'il vienne de la putréfaction des substances animales et végétales ou de l'infection des marais ; que de tels principes qui vicient l'air, prédisposent au choléra ou qu'ils en soient la cause génératrice, déterminante, il n'en est pas moins vrai que son action immédiate, est à ma raison, le seul mobile, le seul agent qui envahisse également, d'une manière directe ou indirecte, tous les êtres soumis à son influence. C'est ainsi que les exhalaisons des fosses d'aisance produisent le plomb, et l'acide carbonique l'asphixie ; de même que ceux qui travaillent aux mines, aux nettoyement des puits, les broyeurs de couleurs, les peintres même sont souvent en péril; que l'air des marais donne lieu aux fièvres intermittantes; que les inondations du Nil, ses émanations produites par de fortes chaleurs donnent la peste ; que les marées basses de l'Amérique surtout, engendrent la fièvre jaune.

Remarquons ici que, plus la chaleur est intense, plus les gaz délétères s'étendent au loin, et plus ils acquièrent de force, d'action, de gravité sur les individus qui y sont exposés. Que les eaux cuivrées de la Guadeloupe donnent aux baigneurs imprévoyans des coliques mortelles; qu'enfin le typhus ne se produit que par les fatigues, les privations, la malpropreté, l'encombrement des hommes de diverses nations, soit dans les camps, soit dans les villes ou dans les hôpitaux. D'après cet exposé que j'aurais pu étendre, nous devons en conclure que le Choléra de l'Inde est dû, comme la peste en Egypte, aux inondations du Gange et de l'Indus, dont les émanations, sans cesse en contact au milieu de ses habitans, se développent avec d'autant plus d'énergie que les chaleurs de l'Inde sont extrèmes.

Citons un fait pour prouver l'action des gaz miasmatiques sur notre économie. En 1806, au mois d'août, exerçant la médecine à Bayonne, je fus frappé subitement d'une odeur putride, infecte, des plus pénétrante; odeur que l'on peut comparer aux vomissemens et à l'expectoration purulente et toute particulière, d'un phtisique prêt à succomber. On écuroit alors, non loin de chez moi, une étable spacieuse dans laquelle on avait nourri pendant plusieurs années des cochons, dont le fumier n'avait pas été enlevé depuis ce long espace de temps. Des personnes qui traversaient les deux côtés de la rue furent atteintes spontanément, plus ou moins, d'étourdissemens, de vertiges, de lassitudes dans les membres, de nausées, d'oppressions, de syncope, de douleurs à l'epigastre, d'éternuement, pouls concentré, sueurs froides. Une dame qui me fut amenée en cet état, était de plus couverte de taches pétéchiales sur la figure, la poitrine et les bras, accompagnées d'une démangeaison de toute la périphérie du corps. Après les secours donnés à cette dame, je fis répandre sur le champ, dans le foyer de l'infection et dans les rues adjacentes, une très-grande quantité de chlore, que j'obtins de l'action de l'acide sulfurique sur un mélange de manganèse et de muriate de soude. Ces moyens prompts, efficaces, s'étant bientôt combinés au dégagement des gaz délétères et les ayant neutralisés, ont assaini ce quartier et sans doute l'ont préservé d'une maladie d'autant plus grave que, communiquée de proche en proche, d'épidémique qu'elle aurait été d'abord, elle fût devenue contagieuse. Qu'on me dise maintenant où était le foyer contagieux? Dans son repos, concentré sur lui-même, il n'agissait pas encore, il était stationnaire; l'action de l'air, de la chaleur, introduite dans son centre, en ont développé, stimulé les principes morbifiques, il attendait ses victimes! Ne nous lassons donc pas, redoublons de zèle pour les mesures sanitaires; que désormais la police de santé soit, dans tous les états, plus éclairée, plus attentive; que ses devoirs se remplissent sans relâche sous l'autorité paternelle et la noble émulation des magistrats chargés par les loix de veiller à la santé publique.

Un fait de plus qui sera court, pour être aussi concluant, relativement aux émanations qui s'exhalent des corps des malades et à plus-forte raison des grands foyers épidémiques. En 1807, moment auquel je me livrais à l'analyse des eaux minérales du département des Hautes-Pyrénées, pour faire suite à mon ouvrage minéralogique et analytique des eaux minérales des Basses-Pyrénées. Occupant alors Vic-Bigorre, je fus appelé auprès de madame DEPANBRUN, atteinte d'une fièvre ataxo-adynamique : l'obligation dans laquelle j'étais de parler très-haut à la malade, qui était sourde en ce moment et de m'en rapprocher, fit que, rompant tout-à-coup le silence, (*) l'haleine fétide qu'elle exhala, passa si rapidement dans mon estomac et par suite de cette absorbtion irritante dans mes intestins, qu'en un instant j'éprouvai un malaise général avec diminution sensible des forces , des envies de vomir, pesanteur au cerveau, et dans le même moment, un flux abdominal tellement intense, que j'en fus tourmenté pendant 48 heures. J'ajouterai de plus que les matières alvines expulsées, ont conservé pendant tout ce temps, le caractère du gaz délétère que j'avais absorbé, qu'il me suivait en tout lieu, que mes habits et ma transpiration insensible en furent imprégnés pendant plusieurs jours. Tel est l'effet des miasmes ; comme les poisons, par une activité qui leur est propre, ils se combinent à nos humeurs et troublent bientôt l'équilibre de la meilleure santé. Cessons donc maintenant de nous enquérir ou de chercher le siège d'une maladie que les médecins prétendent ignorer : plus pénétré de l'effet des miasmes sur notre organisation, je dirai que le scalpel le moins exercé, désormais, le rencontrera partout, les gaz miasmatiques étant la cause essentielle des désordres que l'autopsie présente chaque jour à nos recherches.

(*) Elle était alors dans son 14.me jour de maladie.

TRAITEMENT.

D'après le tableau des symptômes que présente le Choléra et les diverses lésions anatomiques qui le caractérisent, quoique ni le siège, ni la nature de cette maladie ne nous soient encore qu'imparfaitement connus, néanmoins, à l'instar de l'Académie, nous en déduirons trois caractères principaux.

1.º Phlegmasie gastro-intestinale.

2.º Altération profonde des propriétés vitales du système nerveux.

3.º État catarrahl sans trace d'inflammation de la membrane muqueuse des intestins.

Il n'y a point de spécifique contre le Choléra, l'indication est l'unique ressource du médecin. Ainsi dans un tempéramment sanguin, fort et vigoureux, chez un individu jeune, bien constitué, s'il éprouve, dès la période d'imminence, un malaise général accompagné d'une sensation douloureuse au centre épigastrique; si le pouls est concentré; la langue sèche, la face colorée; la soif ardente; qu'il y ait oppression; anxiété; que les vomissemens, s'ils se présentent, soient provoqués par de grands efforts, on aura sur le champ recours à la saignée et aux antiphlogistiques. Si à la pléthore sanguine succède une irritation nerveuse de l'estomac, ou qu'elle l'accompagne, que le sang tiré de la veine soit coënneux, sec, on réitérera la saignée ou on appliquera un certain nombre de sangsues à la région épigastrique; ou sur l'abdomen, si l'irritation venait à s'étendre; ou à l'anus, si les hypocondres participaient de cet état d'irritation. Enfin soit qu'il faille une ou deux saignées, ou l'application de sangsues, pendant ou immédiatement après cette dernière émission, on fera prendre au malade, dans son lit même et entouré de cerceaux, une fumigation générale d'eau aromatique acidulée avec un douzième de vinaigre , bain de vapeur qu'on pourra rendre désinfectant, toutefois qu'on espérera produire un tel effet avec les chlorures de sodium ou de calcium; bains qui donnés sans les chlorures, m'ont rendus depuis bien des années, les plus grands services dans le traitement des rhumatismes aigus et dans les hydropisies. Dans le Choléra, j'en attends donc les plus heureux succès, le considérant comme le meilleur moyen curatif. Enfin ces bains seront répétés toutes les fois qu'on en jugera l'application nécessaire. Pour boissons, et pour aider à la crise qu'on se propose d'obtenir par l'effet de cette vaporisation , ne perdant jamais de vue la cause présumée de cette maladie, on donnera au cholérique, soit l'infusion théiforme de feuilles de mélisse et d'oranger sucrée, ou celle de camphorée, de marrube blanc, de fleurs de tilleul et d'écorce d'orange ; soit enfin les sirops de groseille, de framboise et de limon. S'il y avait constipation, des lavemens de casse, de têtes de pavots miellés seront donnés au malade.

Mais quand le second ordre se présente, tout annonce une altération profonde des propriétés vitales du système nerveux; les vomissemens sont intolérables; les déjections alvines des plus abondantes ; les coliques, les crampes se succèdent; le facies se décompose; un froid mortel s'empare du malade; sa peau se ride; ses membres se roidissent; ses ongles se déforment; le pouls n'est plus qu'imper- ceptible, tandis qu'à l'intérieur un feu ardent le dévore. Alors s'opèrent les congestions sanguines ; la vie s'écoule, le malade doit succomber! A des causes aussi graves ne pourrons nous porter aucuns secours ?

Qu'aussitôt l'invasion d'un tel désordre, on fasse prendre au malade le bain de vapeur déjà indiqué; mais ici nous devons multiplier nos ressources en raison du danger; qu'à ces bains on ajoute le sureau, le genièvre; qu'au besoin on les rende alcoholiques, alcoholiques camphrés, sinapisés. Pour entretenir la souplesse de l'air et le rendre plus apte à la respiration, que dans la chambre du malade, l'appareil vaporisateur répande partout cette chaleur vivifiante, elle entretiendra la souplesse de la peau, soutiendra la transpiration, assainira l'appartement, l'eau du bain, mise en vapeur, étant le meilleur correctif, le meilleur dissolvant des miasmes qui s'échappent des effluves du malade. Si le patient s'affoiblissait par les vomissemens, par les déjections, qu'on lui fasse prendre alors l'eau gazeuse, la potion de Rivière, ou le Soda-Water édulcoré avec quantité suffisante de sirop de morphine, et même de sirop d'éther; que pour ranimer ses forces, il prenne quelques cuillerées de la teinture aqueuse éthérée de quinquina, rendue calmante si les douleurs ou les crampes persistaient. Avec ces moyens rationnels espérons tout succès. Qu'immédiatement après le bain de vapeur, le malade ayant obtenu une ▬ plus ou moins grande transpiration, il soit entouré de couvertures, de flanelle chaudes; que si l'on est dans la nécessité de le changer de lit on le fasse avec les plus grandes précautions, tout mouvement précipité pouvant amener de nouveau, les vomissemens et les syncopes. Si enfin les vomissemens venaient à cesser, on lui donnera alors une légère eau de poulet ou de gruau édulcorée de sirop de gomme ou de sirop d'orange, ou le lait coupé; et insensiblement une diététique appropriée à son rétablissement.

Au tempéramment lymphatique, sanguin, appartiendra le troisième ordre désigné sous le titre d'état catarrhal sans trace d'inflammation de la membrane muqueuse des intestins, toutefois il me paraît prouvé, que cet état de non inflammation n'a pu exister, ne peut être exclusif, car le mot catarrhal étant synonime de fluxion, et toute fluxion étant elle-même une phlegmasie aiguë ou chronique des muqueuses, il s'ensuit qu'on ne peut révoquer en doute la préexistence d'une telle inflammation, si bien prouvée d'ailleurs par la surabondance des sécrétions que le principe irritant, (le miasme) aura produit sur les membranes muqueuses et les conduits excréteurs des glandes qui composent leur tissu. De là naît encore cette grande irritation des papilles nerveuses, source des douleurs déchirantes, des évacuations enfin, qui consument les malades.

Ainsi s'expliquera, après une telle désorganisation, (les causes de l'inflammation étant détruites) cet état de matité du ventre qu'on remarque pendant la vie, qu'on retrouve encore après la mort, empâtement qui n'est dû qu'à une inflammation première, générale , mais qui n'a pu se résoudre ou être expulsé par l'absence complète de toute vitalité , de toute sensibilité des nerfs tombés eux-mêmes, si je puis m'exprimer ainsi, dans un état d'asphyxie ou de paralysie.

Quoique ce troisième ordre paraisse appartenir à la phlegmasie gastro-intestinale , néanmoins , le considérant ici à son apogée , au moment ou le malade est prêt à succomber et ou l'innervation est la plus entière, nous ajouterons au traitement, la teinture aqueuse éthérée de rhubarbe , unie au sulfate de quinine ; le vin chaud édulcoré ; et pour aider à l'action de la vapeur alcoholique et aromatique, l'emploi d'un large vésicatoire , non saupoudré , sur l'abdomen ; les synapismes aiguisés de fort vinaigre ; enfin au lieu d'éther sulfurique , qui doit entrer dans la teinture de rhubarbe, nous donnerons de 20 à 25 gouttes d'éther phosphoré sur cinq onces de véhicule.

On a signalé quelquefois, dans la marche des symptômes du Choléra, le type intermittent ou au moins rémittent ; si donc ce cas se présentait il ne faudrait pas attendre pour faire usage du sulfate de quinine, uni à l'extrait gommeux d'opium, même au musc ou au camphre.

Plus la marche du Choléra sera prompte, plus elle se présentera avec des symptômes alarmans, plus vîte le bain de vapeur doit être administré, et comme on doit s'attendre, après l'effet de cette vaporisation, à une réaction plus ou moins grande, ce qui se reconnaîtra, à la chaleur de la peau et à l'état du pouls, la saignée, étant alors reconnue indispensable sera faite immédiatement.

PROPHYLACTIQUE.

On a tout dit sur les moyens de salubrité; cependant je rappelerai à la mémoire des autorités, que les anciens employaient, dans les grandes épidémies et pour en arrêter le cours, de grands feux qu'ils allumaient dans les places publiques. Les combustibles à employer pour cet usage, seront de préférence, le bois de genièvre, sa semence; les corps résineux; la paille mouillée; les plantes aromatiques; le bois de pin et ses tiges, si faciles à se procurer dans les forêts de la Couronne; enfin le charbon de terre, la houille et même le tan recommandés dernièrement par M. le docteur Guiot, de St.-Etienne. Si donc la fumée de ces combustibles ne décompose pas le gaz miasmatique, du moins elle le divisera et en atténuera les effets pernicieux.

DES GAZ.

On a analysé de nos jours tous les gaz, on s'est rendu compte de leurs propriétés et de l'action qu'ils exercent sur l'économie animale, excepté le gaz hydrogène carboné, dont les propriétés varient presque toujours, tous les autres nous sont connus. Pourquoi n'analyserait t'on pas aujourd'hui tous les différents miasmes qui engendrent les maladies épidémiques ? j'en appelle à nos chimistes, l'occasion est grande, nous leur devons déjà beaucoup, et de

combien serait puissante notre reconnaissance si,
dans ces jours de malheurs publics, ils pouvaient
assez éclairer la science médicale pour la rendre
encore plus utile à l'humanité.

Ici se bornent mes recherches, le temps presse,
il faut céder à la nécessité de présenter, sans
doute, un ouvrage imparfait.

FIN.